Naturkosmetik

Natürlich selber machen

AF221412

Erfrischende Rezepte ganz ohne Chemie zum Selbermachen für Körper, Gesicht, Lippen, Hände, Haare. Zähne etc.

Inkl. den besten Tipps zur Zutatenwahl und zum Haltbarmachen

Melanie Bluhm

INHALT

Das erwartet Sie in diesem Buch

Sie hatten schon immer das Gefühl, dass die handelsübliche Kosmetik mit viel Chemie eigentlich nicht gut für die Haut ist? Sie reagieren auf viele gekaufte Kosmetikprodukte allergisch? Sie wollen bewusster leben und dazu gehört für Sie auch der Bereich der Kosmetik? Sie haben das Selbermachen wiederentdeckt und Lust, auch Ihre Kosmetik selber zu machen?

Dann ist dieses Buch für Sie genau das Richtige. Hier erfahren Sie, was Naturkosmetik eigentlich ist und warum man sie anwenden und am besten selber machen sollte. Sie werden darüber informiert, welches Equipment Sie brauchen und es werden ausführlich die Wirkstoffe vorgestellt, die in den jeweiligen Rezepten in diesem Buch vorkommen. Außerdem gibt es Informationen zur Haltbarkeit der Naturkosmetik und zu der Frage, wo man die Wirkstoffe bekommt.

Und dann gibt es noch jede Menge Rezepte, wobei der Schwerpunkt auf dem liegt, was Sie jeden Morgen als Erstes im Spiegel sehen: dem Gesicht.

Was ist Naturkosmetik?

Eine gesetzlich geschützte Definition dieses Begriffes gibt es bis heute nicht. Eine erste Definition legte das Bundesgesundheitsministerium im Jahr 1993 vor. Diese enthielt die Forderung, dass in einer Naturkosmetik nur Rohstoffe „pflanzlichen, tierischen oder mineralischen Ursprungs" Verwendung finden sollten und zudem wurden die zugelassenen Konservierungsstoffe beschränkt. Der Europarat ergänzte im Jahr 2005 diese Definition um die Vorgabe, dass bei der Herstellung der Naturkosmetik nur enzymatische, physikalische, mikrobiologische Methoden Verwendung finden und gesundheitsgefährdende Verunreinigungen vermieden werden sollen.

Außerdem müssen sich die Hersteller zertifizierter Naturkosmetik an die Vorgaben der jeweiligen Naturkosmetiksiegel halten. Diese gehen in der Regel über die gesetzlichen Vorgaben hinaus.

Auch wenn es also keine einheitliche und für alle Hersteller verbindliche Vorgabe für die Produktion von Naturkosmetik gibt, so ist zumindest davon auszugehen, dass bei ihrer Herstellung keine Silikone, Paraffine, Parabene oder andere Produkte aus Erdöl sowie keine synthetischen Duftstoffe verwendet werden. Tabu sind ebenfalls Tierversuche, Gentechnik oder ionisierte Strahlung.

Stattdessen sind in Naturkosmetik vor allem pflanzliche Stoffe, so zum Beispiel Sheabutter, Kakaobutter, Kokos- oder Olivenöl enthalten, aber auch – bei nicht veganer Kosmetik – tierische Stoffe, wie zum Beispiel Bienenwachs. Zucker wird für Peelings oder waschaktive Produkte verwendet. Als Konservierungsstoffe oder Emulgatoren sind nur natürliche Substanzen erlaubt. Ergänzend kommen Kräuter, ätherische Öle oder Blütenwasser in Naturkosmetik vor.

Warum
Naturkosmetik?

Naturkosmetik ist schlicht und ergreifend
gesünder für die Haut, ja für den ganzen
Organismus. Denn sie darf keine synthetischen Inhaltsstoffe enthalten und ist darum ärmer
an allergieauslösenden Substanzen. Denn Allergien
gegen synthetische Farb- und Duftstoffe sind recht
häufig, da der Körper ihnen auch außerhalb von
Kosmetik ausgesetzt ist und darum viel Gelegenheit
hat, eine Allergie zu entwickeln. Außerdem enthält
Naturkosmetik auch keine Bestandteile auf Mine-
ralölbasis, die gerne in herkömmlicher Kosmetik

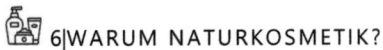

enthalten sind, da sie kostengünstig sind. Aber diese Stoffe stehen in dem Verdacht, krebserregend zu sein. Auch synthetisch hergestellte Konservierungsstoffe, die zur Haltbarkeit eingesetzt werden, kommen in der Naturkosmetik nicht vor. Eine Wirkung, die der von Hormonen vergleichbar ist, wird zum Beispiel den Parabenen unter ihnen zugeschrieben und dass das nicht gut sein kann, ist ja inzwischen bekannt.

Doch auch der Umwelt tut Naturkosmetik gut. Die meisten Herstellerfirmen achten nämlich nicht nur in ihren Produkten auf Umweltverträglichkeit, sondern auch bei der Verpackung, die bei ihnen einen möglichst hohen Recyclinganteil aufweist. Noch besser ist es natürlich, wenn sie komplett auf Einwegverpackungen verzichten und ihre Kosmetik in wiederverwertbarem Glas oder Kunststoff anbieten. Und darüber hinaus arbeiten meist die kompletten Unternehmen sehr ökologisch und setzen bei der Produktion regenerative Energien ein, haben ihre Gebäude auf Energieeffizienz überprüft und achten im Warenverkehr auf kurze Lieferwege und klimaschonende Transportmittel. Auch Ökologie und Fairness ist vielen Herstellerfirmen von Naturkosmetik wichtig: Sie achten auf gute Arbeitsbedingungen, zahlen faire Löhne und achten auf eine umweltverträgliche Produktion.

Zwar sind Tierversuche in der Kosmetikindustrie seit 2013 verboten. Da das aber nur für die rein kosmetischen Inhaltsstoffe, nicht aber für weitere Zusatzstoffe gilt, können die Verbraucher nie sicher davon ausgehen, dass in ihrer Creme oder ihrem Duschgel nicht doch Tierleid klebt. Bei zertifizierter Naturkosmetik sind solche Szenarien ausgeschlossen. Und schließlich enthält Naturkosmetik auch kein Mikroplastik. Als Schleifmittel für den Rubbeleffekt etwa in Peelings kommen hier natürlich Stoffe wie zerkleinerte Olivenkerne, Jojobaperlen oder Zucker zum Einsatz.

VORTEILE DES SELBERMACHENS

Auch wenn in Naturkosmetik weniger allergieauslösende Inhaltsstoffe sind, für Allergiker sind sie darum nicht grundsätzlich unbedenklich. Teebaumöl zum Beispiel hilft bei vielen Hautproblemen, es löst aber auch bei vielen Menschen allergische Reaktionen aus. Grundsätzlich auf der sicheren Seite ist, wer seine Naturkosmetik selber macht. Da weiß man wirklich, was drin ist. Ein weiterer Vorteil: Es ist möglich, genau die Menge herzustellen, die man braucht, so bleiben keine Reste, die man letztlich wegwirft, das schont Umwelt und Geldbeutel. Nach einer Weile macht es auch sehr viel Spaß zu experimentieren und neue Rezepte und Variationen auszuprobieren. Beim Selbermachen sind der Phantasie keine Grenzen gesetzt und wenn man nur kleine Mengen produziert, kann man auch das konkrete Kosmetikprodukt oft wechseln.

Welches Equipment ist nötig?

Für den Anfang, für den ersten Test, ob einem das Selberherstellen von Naturkosmetik überhaupt liegt und gefällt, ist es sinnvoll, nicht gleich viel Geld in eine Ausstattung zu stecken, sondern erst einmal zu schauen, was man so im Haus hat. Denn mit einem Kochtopf aus rostfreiem Stahl, einem Mixer oder einem Handrührgerät, einem Holzlöffel, einem großen Messbecher, einer Küchenwaage und eventuell einem Bratenthermometer kommt man schon ziemlich weit. Zum Abfüllen kann man erst einmal gespülte Schraubdeckelgläser nehmen. Alles Dinge, die es in den meisten Küchen ohnehin gibt. Einzig einige hitzeunempfindliche Gläser sollten angeschafft werden, die man in ein Wasserbad stellen kann.

Da Sie aber nicht nur Töpfe und Schalen brauchen, sondern auch eine Grundausstattung an Ölen, Wachsen und Düften, kann die Anschaffung eines Naturkosmetik-Startersets durchaus sinnvoll sein. Außerdem macht diese Anschaffung Ihnen vielleicht den Start in die Naturkosmetikherstellung leichter, weil so ein neues Set einfach Lust auf Starten macht, wie der Name schon sagt.

In solchen Naturkosmetik-Startersets ist alles enthalten, was Sie brauchen, um sofort mit Ihrer Kosmetikproduktion loslegen zu können, gleichzeitig ist es aber so zusammengestellt, dass die Rohstoffe schnell aufgebraucht werden können, damit Ihnen keiner der Rohstoffe abläuft.

Meist ist die Rohstoffauswahl gut durchdacht, so dass diese in verschiedenen Varianten kombiniert werden können. So können Sie Balsame, Gele oder Cremes und vieles mehr herstellen.

Sauberes, hygienisches Arbeiten ist das A und O bei der Herstellung von Cremes. Alle Gegenstände, die bei der Zubereitung Verwendung finden, müssen gesäubert und nach Möglichkeit desinfiziert oder ausgekocht werden. Sonst kommen schnell Bakterien oder Sporen an die Kosmetik und sie verdirbt, bevor sie richtig benutzt werden kann.

Wirkstoffe

Aloe Vera

Aloe Vera stammt ursprünglich wahrscheinlich von der arabischen Halbinsel. Es wurde in den Tropen und Subtropen kultiviert und ist inzwischen auch im Mittelmeerraum, in Indien, auf den Kanaren und in Mexiko zu Hause. Aloe Vera ist in der Lage, in der trockenen Wüste zu überleben. Das schafft die Pflanze, indem sie Nährstoffe selbst herstellt. Außerdem schafft sie es, die Wirkstoffe mit Wasser in ihren fleischigen Blättern einzulagern. Das Gel ihrer Blätter liefert darum wichtige Vitamine, Aminosäuren und Mineralstoffe. Es erfrischt und führt zu einem gesund aussehenden Teint.

Die anspruchslose Pflanze lässt sich problemlos selbst züchten und auf jede Fensterbank stellen. Ihr

Standort sollte sonnig sein oder im Halbschatten liegen. Sie darf nur wenig gegossen werden. Um an das Gel zu kommen, müssen die Blätter von unten geerntet werden. Das sind die ältesten und damit dicksten. Um das Aloe-Vera-Gel zu gewinnen, schneiden Sie zunächst das Blatt möglichst weit unten von der Pflanze und lassen Sie es auf einer doppelten Lage Küchenkrepp liegen, bis die gelbliche Flüssigkeit vollständig ausgetropft ist. Anschließend halbieren Sie das Blatt der Länge nach und kratzen das durchsichtige Gel mit einem Teelöffel in ein sauberes Gefäß. Aloe Vera enthält auch einen für den Menschen unguten Stoff, das Aloin. Um zu verhindern, dass es in das Gel gelangt, muss die Schale besonders großzügig abgeschnitten werden. Aloe-Vera-Gel wirkt gegen Juckreiz und Entzündungen, es wirkt antioxidativ und kühlend auf der Haut und regt die Collagenproduktion an. Auch bei Akne, Schuppenflechte und Sonnenbrand wird es empfohlen.

Arganöl
Arganöl wird aus den Kernen der Frucht des im Südwesten von Marokko vorkommenden Arganbaumes gewonnen. Es duftet sehr intensiv und hat

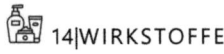

eine goldgelbe Farbe. Leider ist der Arganbaum vom Aussterben bedroht, da er sehr optimale Umweltbedingungen benötigt. Das Öl wird noch traditionell gewonnen und von Frauen per Hand gepresst. Für einen Liter Öl werden circa 30 kg Früchte benötigt. Arganöl enthält 80 % ungesättigte Fettsäuren, viele Antioxidantien, Vitamine und weitere positiv auf den Körper wirkende Inhaltsstoffe. Es kann auf Haut und Haaren angewendet werden. Es hilft gegen trockenes und sprödes Haar und juckende Kopfhaut. Auf der Haut aufgetragen reduziert Arganöl Falten, fördert die Produktion gesunder Hautzellen, wirkt gegen freie Radikale, schützt vor UV-Strahlen und verbessert die Spannkraft der Haut. Auch Hauterkrankungen, wie Schuppenflechte, Akne, Neurodermitis oder Ekzeme, können mit Arganöl behandelt werden. Auch innerlich kann das Öl verwendet werden und zeigt sehr gute Ergebnisse. Von alters her nehmen die marokkanischen Frauen täglich einen Löffel Arganöl ein.

Biokons plus
Mit Biokons plus ist es möglich, Kosmetik natürlich zu konservieren. Es verhindert die Ausbreitung von Bakterien, Pilzen, Hefen und verleiht der Kosmetik

einen angenehmen Duft nach Honig und Rose. Durch das enthaltene Caprylyl Glycol wird die Feuchtigkeit der Haut bewahrt.

Er ist universell einsetzbar und wirksam in einem großen pH-Bereich, 3 - 8, die höchste Aktivität wird aber im sauren Bereich < 5 erzielt.

Brennnessel

Brennnessel hilft gegen Juckreiz, leichte Verbrennungen und Sonnenbrand. In Badezusätzen, Seifen und Lotionen ist die Brennnessel wegen der deodorierenden Wirkung ihres Chlorophylls zu finden, das sie reichhaltig enthält. Brennnesselsamen wirken tonisierend, regen die Körperfunktionen an und helfen bei Leistungsschwäche, Stress und chronischer Müdigkeit.

Emulgator

Um eine Creme herzustellen, ist ein Emulgator notwendig. Er hilft dabei, dass sich zwei nicht mischbare Flüssigkeiten – hier Wasser und Öl – verbinden.

Emulgin

Emulgin ist ein Emulgator auf der Basis von Glyceriden aus pflanzlichen Ölen. Weiterhin enthält

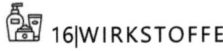

Emulgin ca. 3 % Kaliumstearat. Mit Emulgin kann man Emulsan 1:1 ersetzen. Er schafft leichte Emulsionen, die viel Feuchtigkeit spenden und gut einziehen, ohne einen Fettglanz zu hinterlassen. Beim Einsatz von höher dosierten Säuren sollte Emulgin mit Emulsan kombiniert werden.

Grapefruitkern-Extrakt
Kerne der Grapefruit bilden die Grundlage für Grapefruitkern-Extrakt. Er hat antimikrobische und antioxidative Eigenschaften und gilt als freier Radikalfänger.

Aufgrund dieser Eigenschaften kommt er bei der Behandlung von Akne, in Deos zur Reduzierung von Körpergeruch und in Anti-Age-Formulierungen, aber auch bei unreiner Haut zum Einsatz. Außerdem wirkt er leicht konservierend.

Grüner Tee
Grüntee beruhigt die Haut durch die in ihm enthaltenen entzündungshemmenden, antibakteriellen Stoffe. Darum wird er gerne in Cremes, Gesichtsdampfbädern oder in Gesichtswassern angewendet. Er beruhigt die Kopfhaut, hilft gegen Schuppen und verleiht einen schönen Glanz. Das macht ihn auch

als Bestandteil von Haarshampoos oder Spülungen beliebt.

Hamamelis, die Zaubernuss

Hamamelis ist ein Strauch, der bis zu vier Meter hoch werden kann. Die für die Kosmetik interessante Art wächst in Laubwäldern im Nordosten der USA.

Hierzulande ist die Hamamelis (Zaubernuss) noch relativ unbekannt, findet aber zunehmend in die Naturkosmetik Eingang. Bei den Indianern im Osten Nordamerikas war das anders. Aus den Blättern und der Rinde bereiteten sie Tee zu und bei Verletzungen, Insektenstichen oder Verbrennungen machten sie sich mit den Blättern Verbände.

Aus den frischen Blättern und Zweigen der Hamamelis wird insbesondere in den USA ein Extrakt hergestellt und teilweise weltweit versendet. Denn die vielen Gerbstoffe, die in der Hamamelis enthalten sind, tun in Hautpflegeprodukten gute Dienste. Durch Hamamelis wird Juckreiz gelindert und es verlangsamt den Alterungsprozess, da es die Wirkung von zellschädigenden freien Radikalen mildert. Auch bei Entzündungen kann Hamamelis sinnvoll eingesetzt werden.

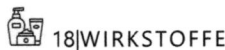

Hamameliswasser

Die Blätter und die Rinde der Hamamelis Pflanze werden verwendet, um daraus das Hamameliswasser zu destillieren. Es ist vor allem bei fettiger Haut und Mischhaut gut geeignet.

Himbeeren

Himbeeren sind nicht nur lecker und gesund, sondern auch für die Kosmetik interessant. Denn aus den Samen der Himbeere kann ein vorzügliches Öl gewonnen werden. Dazu drückt man die reifen Beeren durch ein enges Sieb. Es bleiben die harten Samenkapseln übrig, die zur Gewinnung des Öls kalt gepresst werden. Für einen Liter Öl werden sehr viele solcher Samen benötigt: Es sind die Samen von 10 kg frischen Himbeerfrüchten. Dementsprechend teuer ist das Öl. Aber der Preis lohnt sich, denn Himbeersamenöl hat einen hohen Anteil an Omega-3 und Omega-6 Fettsäuren. Das macht es so wertvoll für die menschliche Gesundheit. Außerdem enthält die Himbeere und vor allem ihr Samen viel Gesundheitsförderndes, wie Mineralstoffe, Vitamine, Spurenelemente und Antioxidantien, die aber auch schon in der Himbeere als Frucht vorkommen, weshalb es auch Rezepte mit Himbeerfrüchten gibt. Dank seiner wertvollen Inhaltsstoffe ist das Öl der Himbeere oder auch die gesamte Himbeerfrucht sehr gut für Hautpflegeprodukte geeignet. Außerdem haben Himbeeren einen sauren pH-Wert, wodurch sie die Hautreinigung unterstützen. Sie wirken belebend, straffend und regenerierend.

Honig

Honig hat viele positive Eigenschaften: Er regeneriert die Haut und versorgt sie mit Feuchtigkeit, er macht sie zart und geschmeidig und wirkt antibakteriell.

Ingwer

Ingwer enthält ein scharfes ätherisches Öl und viele Vitamine. Er wirkt anregend, durchblutungsfördernd, vitalisierend und wärmend. Im Massageöl hilft er gegen Verspannungen, belebt die Haut und stärkt die natürliche Abwehrkraft. Kalte Füße lässt er im Fußbad schnell wieder auftauen, da er die Durchblutung stark anregt. Diese anregende Wirkung macht ihn auch perfekt für morgendlich verwendete Duschbäder.

Joghurt und Quark

Joghurt und Quark wirken gegen fettige oder unreine Haut reine Wunder. Die Haut wird durch sie erfrischt und gefestigt und ihr Säureschutzmantel stabilisiert.

Kakaobutter

Kakaobutter ist ein Fett, das aus den Kernen der Kakaobohne gewonnen wird. Das sind die Früchte des Kakaobaums, der in tropischem Klima wächst: In Südostasien, Südamerika und in Westafrika. Bei der Herstellung werden Kakaobohnen erhitzt und von ihren Schalen befreit. Durch die Bearbeitung mit einer Walze werden die Bohnen gepresst und das Ergebnis ist eine zähflüssige Substanz. Wenn sie kalt geworden ist, erstarrt sie. Diese Masse kommt in eine Fettpresse, in der das Fett herausgepresst wird und so wird die Kakaobutter gewonnen. Sie hat eine gelbliche Farbe. Da sie bereits bei Körpertemperatur schmilzt, hat sie schon immer in der Körperpflege eine Rolle gespielt. Sie hat einen hohen Fettanteil und wirkt so gut gegen trockene Haut. Außerdem versorgt sie die Haut mit Feuchtigkeit und sie enthält viele Vitamine, Mineralstoffe und Antioxidantien.

Kamille

Der Name Kamille leitet sich vom wissenschaftlichen Artnamen Chamomilla ab, dieser stammt von dem griechischen chamai = auf der Erde und melon = Apfel. Also quasi ein auf dem Boden wachsender Apfel. Und tatsächlich duften die Blüten etwas nach Apfel, wenn man sie zwischen den Fingern zerreibt.

Kamille ist eine Heilpflanze aus der Familie der Korbblütengewächse und insbesondere in Mitteleuropa und in Teilen Asiens zu finden.

In ihrem ätherischen Öl sind Inhaltsstoffe, die Hautstoffwechsel anregen und so helfen, das Gewebe zu regenerieren. Sie wirkt gegen Entzündungen und fördert die Hautheilung.

Kokosnuss

Kokosöl wird aus dem Fruchtfleisch der Kokospalmen gewonnen. Sie wurden bereits vor 3.000 bis 4.000 Jahren angebaut und sind vor allem an den Küsten der Tropen und Südostasiens zu Hause. Eine Kokosnusspalme kann bis zu 10.000 Kokosnüsse liefern. Kokosfett stabilisiert die einzelnen Bestandteile eines Rezeptes und macht die Haut geschmeidig. Da Kokosöl langsam in die Hautschichten eindringt, verleiht es der Haut ein samtiges Gefühl. Es

ist deshalb auch gut als Massageöl geeignet. Kokosöl wirkt antibakteriell und spendet viel Feuchtigkeit.

Lanolin anhydrid
Lanolin anhydrid ist ein Naturprodukt, es ist was-
serfrei, enthält keine synthetischen Stoffe, sondern
besteht aus zu einhundert Prozent reinen Natur-
rohstoffen und enthält weder Farb- noch Duftstoffe.
Lanolin bindet Feuchtigkeit und verhindert das
Austrocknen der Haut für mehrere Stunden, da es
auf der Haut einen Schutzfilm bildet. Es ist sehr gut
zur Massage oder zur Fußpflege geeignet. Strapa-
zierter, spröder, müder oder trockener Haut kann
es entgegenwirken. Stillenden wird Lanolin anhydrid für die Pflege der Brustwarzen empfohlen.

Litsea cubeba
Litsea cubeba ist ein Lorbeerbaum-Gewächs, hat
eine frische Zitrusnote und ist förderlich für den
Lymphfluss. Litsea cubeba ist eine Pflanze, die vor-
wiegend in China zu Hause ist und aus der Familie
der Lorbeergewächse stammt. Der immergrüne
tropische Baum mit länglichen Blättern und weißen
Blüten kann bis zu 12 Meter hoch werden und trägt

Früchte, die kleinen Pfefferschoten gleichen. Litsea cubeba wirkt in der Hautpflege pilztötend und antibakteriell. Akne und Hautirritationen werden mit Litsea cubeba genauso verbessert wie eine übermäßige Schweißbildung. Litsea cubeba pflegt die Haut und kann für alle Haut-Pflegeprodukte verwendet werden.

Melissenöl
Der krautige Strauch, den kleine, weiße Blüten zieren, stammt ursprünglich aus dem Mittelmeerraum, ist aber inzwischen in ganz Europa und auch in Nordamerika zu Hause. Das Öl wird durch Wasserdampfdestillation des Krautes, bevor es blüht, gewonnen.

Es wirkt gegen fettige Haut, ist entzündungshemmend und soll hervorragend gegen Lippenherpes wirken.

Salbei
Salbei ist eine kniehoch wachsende Pflanze mit Blättern, die graugrün und leicht behaart sind. Seine Blütezeit ist zwischen Mai und Juli. Dann erstrahlt er mit lilafarbenen, an Lavendel erinnernden Blüten. Außerdem duftet er verführerisch, was an

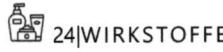

dem in ihm enthaltenen ätherischen Öl liegt. Seine starke Wirkung gegen Bakterien kannten schon die Mönche des Benediktinerordens und nicht nur bei ihnen wurde Salbei bei Halsschmerzen, pickeliger Haut und Entzündungen im Mund verwendet. Ein Mix aus Thujon, Carnosolsäure und Kampfer ist für diesen antibakteriellen Effekt verantwortlich. Außerdem besitzt Salbei einen hohen Anteil an Poren verengenden Gerbstoffen. So hilft er der Haut im Kampf gegen Krankheitserreger und bekämpft so auch Körpergeruch und ist so ein idealer Bestandteil von Deos. Die in ihm enthaltene Salicylsäure bekämpft unreine Haut und Pickel.

Salzsole

Unsere Körperzellen bestehen aus Wasser und Salz, deshalb kann hochwertiges Salz den Zellen das geben, was sie brauchen. Außerdem reguliert es die Fettproduktion der Haut. Ein jugendschenkender Allrounder für trockene wie für fettige Haut.

Schwarzkümmel Öl

Schon in der Antike war die verschönernde Wirkung von Schwarzkümmel Öl bekannt. Schon die Königin von Saba soll es ebenso verwendet haben

 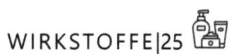

wie später die Königin Nofretete. Das hat einen Grund, enthält das Öl doch über 100 gute Inhaltsstoffe. Da sind vor allem die ungesättigten Fettsäuren zu nennen, die unter anderem gut für die Zellentwicklung sind und so eine glatte und straffe Haut machen und außerdem gegen Allergien helfen. So helfen Kosmetika aus Schwarzkümmel bei juckender, entzündeter Haut und es normalisiert auch fettige und unreine Haut.

Sheabutter

Der Baum, von dem die Sheafrüchte stammen, ist in Afrika zu Hause. Aus seinen Früchten wird die Sheabutter gewonnen. Er kann eine Größe von bis zu 20 Metern erreichen. Seine Früchte sind zwischen April und Juni reif. Die grünen Sheabeeren hängen wie Trauben von der auch als Karité-Baum bezeichneten Pflanze herunter. Das Fruchtfleisch dieser Beeren ist essbar und schmeckt leicht süßlich. Im Inneren der Sheabeeren befindet sich ein nussartiger Kern. Aus diesem wird die Sheabutter gewonnen.

Nach dem Schälen werden diese traditionell so lange in einem Mörser gemahlen, bis sich eine braune Masse ergibt. Heute kommen aber Maschi-

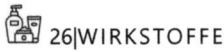

nen bei der Produktion zum Einsatz. Anschließend wird die braune Masse geknetet, nachdem man sie mit heißem Wasser vermischt hat, und zwar so lange, bis das Sheafett sich absetzt und dann abgeschöpft wird. Nach dem Erkalten ist die beliebte Sheabutter fertig, die in Afrika schon von alters her als Hautpflegemittel, aber auch als Heilmittel genutzt wird.

Sheabutter ist ein wahres Wundermittel. Sie enthält nicht nur viele Mineralien und Vitamine, sondern vor allem die in ihr enthaltenen Öle machen sie so besonders. So wirkt Sheabutter Umwelteinflüssen ebenso entgegen wie der Hautalterung, ist entzündungshemmend und hinterlässt schlicht und ergreifend ein unglaublich gutes Gefühl auf der Haut und macht sie samtig und zart. Aus diesem Grund kann sie auch ohne weitere Zusatzstoffe perfekt zur Pflege des ganzen Körpers genutzt werden, unabhängig vom Hauttyp. Und sie hilft auch gegen trockenes Haar sowie gegen Schuppen. Ein besonderer Vorteil von Sheabutter ist, dass sie nicht verseifbar ist, also nach dem Auftragen nicht mit Seife wieder abgewaschen wird. Auch als Heilmittel kann Sheabutter verwendet werden und sie hilft bei Sonnenbrand, lässt Narben blasser werden und Ekzeme abheilen. Ein echter Allrounder.

Die Sheabutter, die man so gewinnt, hat eine gelbliche Farbe und man kann sie essen. Diese Sheabutter kommt auch bei der Herstellung von Schokolade zum Einsatz. Sie hat eine mehrere Jahre lange Haltbarkeit. Ist die Sheabutter weiß, bedeutet das, dass sie raffiniert ist und verarbeitet wurde. Dann hat sie weitaus weniger Wirkstoffe.

Tegomuls
Tegomuls ist ein pflanzlicher Emulgator, der ursprünglich aus der Lebensmittelindustrie stammt und verwendet wurde, um Torten und Süßspeisen lockerer zu machen. Diese Eigenschaft macht sich auch gut in Cremes oder halbflüssigen Körperlotionen. Leider besteht er aus gehärtetem Palmöl.

Zimt
Zimt ist die innere Rinde der immergrünen Zimtbäume, die getrocknet wurde.

Zimt enthält große Mengen an Antioxidantien. Diese beugen vorzeitiger Hautalterung vor und machen die Haut straff und elastisch.

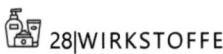

Zimt wirkt auch gut gegen fettige Haut oder Misch-haut: Er verkleinert die Poren. Kombiniert mit Honig soll er optimal gegen Akne wirken. Denn beide haben eine antibakterielle Wirkung. Wegen seiner durchblutungsfördernden Eigenschaften wird Zimt auch gerne in Cremes gegen Cellulite verwendet.

Zitrone

Die gelben, länglichen Früchte der Zitrone sind aus unseren Küchen nicht mehr wegzudenken, jeder kennt sie. Vermutlich wurde sie im 10. Jahrhundert von den Arabern nach Europa gebracht. In ihrem Inneren birgt die Zitrone, die botanisch gesehen eine Beere ist, die eigentlichen Samenkerne. Die Bäume dieser sauren Zitrusfrucht sieht man bei uns meist nur in Botanischen Gärten oder Orangerien. Für sein Wachstum benötigt der Baum warme Zonen. Dort kann er bis zu fünf Meter hoch werden. Aromatisch duften seine dunkelgrünen, ledrigen Blätter. Der Baum ist das ganze Jahr über mit weißen, außen rötlich angelaufenen Blüten überzogen. Frische Zitronen können drei- bis viermal im Jahr geerntet werden.

Von der Kosmetikindustrie wird die Zitronensäure, die als Fruchtsäure in Mode gekommen ist, als Mittel gegen Hautfalten gepriesen.

Rezepte

BADEN

Badezusatz mit grünem Tee

Grüner Tee ist als Getränk sehr gut für die Gesundheit, zudem wirkt er aber auch noch äußerlich: Die ihn ihm enthaltenen Polyphenole schützen die Zellen und verbessern so den Stoffwechsel. Das unterstützt die Entgiftung. Weiterhin helfen diese Wirkstoffe der Haut bei der Regeneration, straffen und wirken so dem Altern entgegen. Für ein Bad sollten 5 bis 10 Beutel grüner Tee verwendet werden.

Badezusatz mit Limette

Zutaten:

3 EL Vollmilch

3 Tropfen Limettenöl

Zubereitung:
Limettenöl in die Vollmilch geben. Umrühren.

Anwendung und Wirkung:
Die Mischung ins Badewasser geben. Dieser Badezusatz strafft das Bindegewebe und wirkt belebend.

Thymian-Badezusatz
Zubereitung:
250 g Blütenstiele und Blätter in einem Liter Wasser aufkochen. Abkühlen lassen und in die mit Wasser gefüllte Badewanne geben. Dieser Badezusatz löst verspannte Muskeln, wirkt krampflösend und er soll sogar gegen Osteoporose helfen.

Badezusatz aus Haferflocken
1 bis 2 TL Haferflocken in einem Teeei ins Badewasser geben. Dieser Badezusatz beruhigt die Haut und wirkt gegen Reizungen und Rötungen.

Badezusatz mit Zimt
Zimt kurbelt den Stoffwechsel an. So wird die aufwärmende Wirkung des Bades verstärkt. Schwangere sollten allerdings von einem Zimtbad Abstand nehmen, da es Vermutungen gibt, dass die Wehen durch Zimt angeregt werden könnten.

Anwendung:

3 bis 4 Stangen Zimt beim Befüllen der Badewanne mit in das Wasser geben.

Badezusatz mit Ingwer

Ingwer-Öl duftet fruchtig-frisch und ist eine Wohltat für die Nase. Doch die im Ingwer enthaltenen Gingerole lindern auch Gelenkschmerzen.

Anwendung:

10 EL Vollmilch mit 10 Tropfen Ingwer-Öl mischen und ins Wasser geben.

Eukalyptusbad gegen Erkältungen

Anwendung:

10 Tropfen Eukalyptus-Öl mit 10 EL Vollmilch mischen, ins Wasser geben.

Wirkung:

Der Dampf des heißen Wassers bringt die Wirkstoffe in die Atemwege, wo sie helfen, den Schleim zu lösen. Dabei können die Bronchien entspannen und das Abhusten wird leichter.

Badezusatz mit Zitrone

Das Öl der Zitrone wirkt belebend auf Körper und Geist. Ein paar Tropfen im Badewasser helfen dabei, Kraft und Energie zu tanken.

Badezusatz mit Milch und Honig

Zutaten:

1 Liter Vollmilch

1 Tasse Bienenhonig

Zubereitung:

In einem Topf auf dem Herd die Milch vorsichtig erwärmen. Sie darf nicht kochen. Wenn sie heiß ist, den Honig hinzufügen und so lange rühren, bis er sich aufgelöst hat.

Anwendung und Wirkung:

Die Honigmilch zum Badewasser gießen. Die hautpflegende Wirkung von Milch und Honig war bereits im alten Ägypten bekannt.

Da Milch rückfettend wirkt und Honig einen Schutz vor Austrocknung bietet, halten Milch und Honig die Haut gesund. Honig glättet die Haut und enthält viele Vitamine und Mineralstoffe.

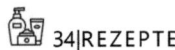

Apfelessig als Badezusatz

Die Zugabe von ¼ Liter Apfelessig ins Badewasser bewirkt eine intensive Straffung und Durchblutung der Haut. Das Bad sollte rund 15 Minuten dauern.

DUSCHEN

Duschgel-Basis

Zutaten:

20 g Seife

200 ml Wasser

Olivenöl

Speisestärke

Zubereitung:

Seife mit einer Küchenreibe in kleine Stücke raspeln. Wasser in einen Topf geben und auf dem Herd auf mittlerer Stufe erwärmen. Die Seifenraspeln hinzugeben und in dem Wasser schmelzen. Dabei hilft es, die Lauge mit einem Schneebesen durchzurühren. Anschließend das Öl und danach die Speisestärke hinzugeben. Mit etwas mehr Seife wird das Duschgel fester, mit mehr Wasser flüssiger. Pflanzliches, flüssiges Lecithin (gibt es in der Apotheke)

sorgt dafür, dass die Inhaltsstoffe sich besser verbinden. Abkühlen lassen und in eine alte Duschgel-
flasche oder ein Glas füllen.

Ätherische Öle

Naturreine ätherische Öle reizen die Haut nicht und
können dem Duschgel den gewünschten Duft ver-
leihen. Hierzu gibt man 5 - 10 Tropfen am Schluss
der Zubereitung hinzu. Doch diese Öle schenken
nicht nur Duft, sondern ihnen werden auch weitere
Eigenschaften zugeschrieben. So sollen Zitronen-
gras oder Pfefferminz der Erfrischung am Morgen,
Lavendel dem Einschlafen oder Teebaumöl der
Verbesserung der Haut dienen.

Duschgel mit Honig

Honig hat antibakterielle, hautschützende Eigenschaften und spendet Feuchtigkeit. Ihr Duschgel
erhält einen angenehmen Duft, wenn Sie 1 bis 2 TL
davon zu Ihrem Duschgel hinzufügen. Dadurch wird
die Haut auch wunderbar gepflegt. Damit die kost-
baren Enzyme des Honigs nicht verloren gehen,
erst zum Duschgel geben, wenn es nur noch lauwarm oder fast erkaltet ist.

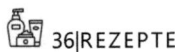

Duschgel mit Kräutern

Wenn das Duschgel nach frischen Kräutern duften soll, so verwenden Sie die Kräuter am besten so frisch, wie Sie sie gekauft oder gepflückt haben. Gerade in ganz frischen Kräutern sind die ätherischen Öle besonders gut verfügbar: Bevor Sie die Seifenraspeln dazugeben, lassen Sie das Wasser im Topf mit einem Bund frischer Kräuter aufkochen. Testen Sie, was Ihnen gefallen könnte: Probieren Sie etwa Brennnessel, Rosmarin oder Kamille. Wenn Sie es sich einfach machen möchten, dann geben Sie etwas Tee in Ihr kochendes Wasser. Probieren Sie beispielsweise beruhigenden Kamillentee, entgiftenden Brennnesseltee oder entspannenden Lavendeltee.

HAARE

Haarshampoo mit Kernseife

Zutaten:

15 g Kernseife

Küchenhobel

250 ml warmes Wasser

Zubereitung:

Die Kernseife mit einer Reibe klein raspeln. Die Seifenraspeln mit Wasser mischen. So haben Sie eine Seifenbasis als Grundlage für alle Shampoos.

Shampoo gegen fettiges Haar

Zutaten:

100 g Brennnesselblüten

100 ml Flüssigseife

3 - 4 Tropfen Lavendelöl

Zubereitung:

Die Brennnesselblätter mit heißem Wasser aufgießen und 5 Stunden ziehen lassen. Den Brennnessel-Sud mit der Naturseife mischen. Etwas ätherisches Lavendelöl können Sie für den Duft und eine antibakterielle Wirkung hinzufügen.

Anwendung und Wirkung:

Das Shampoo direkt am Haaransatz in die Kopfhaut einmassieren. Anschließend nur lauwarm ausspülen, heißes Wasser würde die Talgproduktion wieder anregen. Brennnessel und Lavendel entfernen überschüssigen Talg.

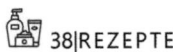

Shampoo gegen trockenes Haar

Zutaten:

1 TL flüssiger Honig

100 ml Kokosmilch

50 ml Flüssigseife

Zubereitung:

In einem Gefäß im Wasserbad den Honig zunächst verflüssigen. Die Kokosmilch anschließend mit dem Honig mischen. Das Gemisch mit der Naturseife vermengen.

Anwendung:

Das Haarshampoo im gesamten Haar einmassieren. Auch gut in die Spitzen verteilen.

Shampoo für dunkle Haare

Zutaten:

2 Beutel schwarzen Tee

50 ml Flüssigseife

Zitronensaft von einer halben Zitrone

Zubereitung:

Schwarztee aufgießen und 10 Minuten ziehen lassen. Die Naturseife mit dem Tee mischen. Den Zitronensaft hinzufügen und alles gut vermischen.

Anwendung:
Das Naturshampoo auf dem gesamten Haar gut verteilen. Die Einwirkzeit sollte etwa 3 Minuten betragen. Danach die Haare gut ausspülen, um die Reste des Shampoos zu entfernen.

Shampoo für blondes Haar
Zutaten:
50 g Kamillenblüten
50 ml Flüssigseife
Saft von einer halben Zitrone

Zubereitung:
Zunächst die Kamillenblüten mit Wasser übergießen und circa 2 Stunden ziehen lassen.
Den Kamillen-Sud mit der Naturseife mischen. Anschließend den Zitronensaft hinzugeben und abfüllen.

Anwendung und Wirkung:
Das Naturshampoo im Haar verteilen und etwa 3 Minuten wirken lassen. Kamille und Zitrone haben eine aufhellende Wirkung und lassen das Blond der

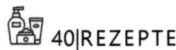

Haare sofort wieder frischer aussehen. Den Rest des Shampoos ausspülen.

GESICHT

Gesichtswasser für trockene Haut
a) Zutaten:
¼ Gurke
1 TL Zitrone

Zubereitung:
Gurke schälen, klein schneiden und dann gemeinsam mit Zitronensaft pürieren. Das Gesichtswasser spendet viel Feuchtigkeit.

b) Zutaten:
Kamillentee
Aloe-Vera-Gel

Zubereitung:
Eine Tasse Kamillentee kochen, 10 Minuten ziehen lassen, abkühlen lassen und mit 1 bis 2 Teelöffeln Aloe-Vera-Gel vermischen.

Gesichtswasser für Mischhaut

Zutaten:

30 ml Apfelessig

60 ml destilliertes Wasser

Zubereitung:

Den Apfelessig mit dem Wasser vermischen. Dieses Apfelessig-Gesichtswasser reinigt die Haut und stabilisiert Ihren pH-Wert.

Gesichtswasser für normale Haut

Zutaten:

50 ml kochendes Wasser

1 Beutel grünen Tee

1 TL Zitronensaft

Zubereitung:

Eine Tasse grünen Tee kochen und ziehen lassen. Teebeutel entfernen und den Tee etwas abkühlen lassen. Den Zitronensaft hinzufügen: Abkühlen lassen.

Entzündungshemmendes Gesichtswasser

a) Zutaten:

80 ml Hamameliswasser

20 ml Aloe-Vera-Gel

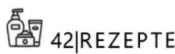

Zubereitung:

Wasser mit Gel vermischen.

b) Zutaten:

40 ml Wodka

60 ml destilliertes Wasser

Lavendelöl

Zubereitung:

Wodka und Wasser vermischen und einige Tropfen Lavendelöl ergänzen. In einem Fläschchen aus dunklem Glas halten sich die Gesichtswasser 3 bis 4 Wochen.

Reinigungsmilch mit Himbeeren und Honig

Zutaten:

2 EL frische Himbeeren

2 TL Honig

2 EL Sahne

Zubereitung:

Himbeeren mit einer Gabel zerdrücken und mit dem Honig und der Sahne vermischen. Fertig.

Hautreinigung mit Apfelessig

Zutaten:

2 - 3 EL naturtrüber Apfelessig

1 Liter Wasser

Vermischen Sie den Apfelessig mit einem Liter Wasser. Tragen Sie diese Mischung nach der normalen Reinigung mit einem Waschlappen oder Kosmetikpads auf und verreiben Sie die Flüssigkeit vorsichtig. Trocknen Sie die Haut mit einem Handtuch ab. Sie können diese Reinigung auch großflächig nach dem Duschen auf dem ganzen Körper anwenden.

Gesichtsreiniger mit Kräutern und Honig

Zutaten:

1 Tasse Kräutertee (Pfefferminz oder Kamille)

1 EL Honig

3 EL Kastilien-Seife (Selbstgemacht: siehe Rezept)

Zubereitung:

Den frisch gekochten Tee abkühlen lassen, erst den Honig und dann die Kastilien-Seife hinzufügen. In einem geschlossenen Gefäß gut schütteln, bis eine einheitliche Mischung entstanden ist. Die Mischung ist wie ein Waschgel zu verwenden.

Gesichtsmaske mit Weißkraut
Zutaten:
½ Kopf Weißkohl

Zubereitung:
Den Weißkohl reiben und im Mixer pürieren. Den entstandenen Brei zwischen zwei Baumwollhandtücher verteilen und diese auf die Haut legen.

Anwendung und Wirkung:
Schon vor hunderten von Jahren wurde Weißkraut vor allem im Winter in dieser Weise angewendet. Es liefert Vitamine, erfrischt die Haut und gibt ihr neue Kraft.
Bei empfindlicher Haut sollte erst ein Test an einer kleinen Stelle stattfinden, da die im Weißkohl ebenfalls enthaltenen Senfölglycoside die Haut reizen könnten.

Gesichtsmaske mit Sauerkraut
Auch rohes Sauerkraut kann als Gesichtsmaske verwendet werden. Es hilft bei fettiger und unreiner Haut. Menschen mit empfindlicher Haut sollten

vorher wieder einen Test machen, da auch Sauerkraut viel Säure enthält. Diese können Sie durch das Hinzufügen von Vollmilch und Sahnequark abmildern. Für eine Maske je 2 EL Sauerkraut und Vollmilch mit 5 - 6 EL Sahnequark mischen, als Maske einige Minuten auftragen und anschließend abwaschen. Das erfrischt, nährt und belebt die Haut.

Joghurt-Maske
Zutaten:
2 TL Naturjoghurt
½ TL Creme

Zubereitung:
Naturjoghurt mit einer reichhaltigen Creme vermischen.

Anwendung und Wirkung:
Das Gesicht vor der Anwendung gründlich reinigen. Noch aufnahmefähiger wird die Haut durch ein Dampfbad vor der Anwendung. Auch ein warmfeuchtes Handtuch auf das Gesicht gelegt, wirkt Wunder.
Die Maske anschließend auf das Gesicht verteilen und bedeckt von einem warmen Handtuch einwir-

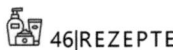

ken lassen. Das Gesicht nach einer ¼ Stunde mit lauwarmem Wasser abspülen. Die Haut sollte sich nun fest, glatt und sauber anfühlen. Gegebenenfalls kann sie etwas nachgecremt werden.

Honig-Gesichtsmaske
Zutaten:

1 EL Joghurt

1 EL Honig

Zubereitung:

Joghurt und Honig mischen. Fertig. Die Maske ist für jeden Hauttyp geeignet und soll am besten 20 Minuten einwirken.

Aloe-Vera-Gesichtsmaske
Zutaten:

1 Salatgurke

4 EL Aloe-Vera-Gel (frisch oder gekauftes Trink-Gel)

2 EL Speisequark

6 Blätter frische Minze

Zubereitung:

Die Salatgurke waschen, klein schneiden und gemeinsam mit der Minze und mit dem Aloe-Vera-Gel im Mixer fein pürieren, dann die so entstandene Masse mit dem Quark verrühren.

Anwendung und Wirkung:
Die Maske wird auf Hals und Gesicht aufgetragen und soll dann 20 bis 30 Minuten einwirken. Danach zunächst mit einem Kosmetiktuch abnehmen und dann die Reste mit lauwarmem Wasser abwaschen. Diese Maske schenkt der Haut neue Jugendlichkeit. Das liegt daran, dass die Enzyme der Gurke Erneuerung der Hautzellen fördern, Minze eine gute Reinigung bewirkt und der Quark für ein Zusammenziehen der Hautporen sorgt und ein kühles Hautgefühl schafft. Aloe Vera spendet schließlich neue Feuchtigkeit. Ein reines Wundermittel: diese Maske.

Aloe-Vera-Creme
Zutaten:
55 g Kokosöl
50 g Sheabutter
80 g Arganöl
40 g Olivenöl
40 g Salzsole
20 g Schwarzkümmelöl

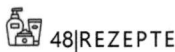

10 Tropfen Grapefruitkernextrakt

1 mittelgroßes Aloe-Vera-Blatt von einer echten Pflanze

Zubereitung:

Das Blatt schälen und das so gewonnene Aloe-Vera-Gel mit dem Milchaufschäumer glattrühren. Nun die Öle hinzugeben und dann die Natursalzsole zum Konservieren einrühren. Fertig ist die wertvolle Creme, die im Kühlschrank aufbewahrt werden sollte. Sie gibt der Haut Feuchtigkeit und Elastizität und soll auch Herpes heilen.

Feuchtigkeitsspendende Aloe-Vera-Creme
Zutaten:

250 g Aloe-Vera-Gel

12 ml Mandelöl

1 g Bienenwachs

4 g Sheabutter

4 g Tegomuls

45 ml Wasser (destilliert)

10 Tropfen ätherisches Melissen-Öl

10 Tropfen Biokons plus

Zubereitung:

Mandelöl, Bienenwachs und den Emulgator Tegomuls in ein hitzebeständiges Glas, das destillierte Wasser in ein anderes Glas geben. Beide Gläser in ein heißes Wasserbad stellen. Wenn die Fette geschmolzen sind, die Sheabutter einrühren. Wenn auch sie mit eingeschmolzen ist, die Gläser aus dem Wasserbad nehmen. Dann das destillierte Wasser in das Glas einrühren und dieses in ein kaltes Wasserbad stellen. Nun so lange rühren, bis die Creme handwarm ist. Nun können alle weiteren Zutaten eingerührt werden. Fertig.

Anwendung:

Abends und morgens verwendet, spendet die Creme viel Feuchtigkeit. Sie sollte im Kühlschrank aufbewahrt werden und jeweils mit einem sauberen Spachtel herausgenommen werden.

Kamillencreme
Zutaten:

20 Tropfen Kamillen-Tinktur

4 g Tegomuls

10 Tropfen Kamillen-Ölauszug

2 g Cetylalkohol

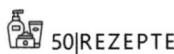

1 g Sheabutter

50 ml Wasser

20 Tropfen ätherisches Lavendelöl

10 Tropfen Grapefruitkernextrakt

Zubereitung:

Kamillen-Ölauszug, Cetylalkohol, Tegomuls und Sheabutter in ein hitzebeständiges Gefäß füllen, Kamillen-Tinktur und Wasser in ein anderes. Beide Gefäße im Wasserbad erwärmen, bis alle Zutaten geschmolzen sind. Nun den Inhalt des Wassergefäßes zu dem Fett rühren. Die Mischung nun in ein kaltes Wasserbad stellen und weiterrühren, bis die Creme Körpertemperatur erreicht hat. Nun das Lavendelöl und den Grapefruitkernextrakt durch Rühren hinzufügen.

Creme in ein geeignetes Gefäß füllen und am besten im Kühlschrank lagern.

Anwendung:

Die Creme ist besonders für unreine, aber ebenso empfindliche Haut geeignet. Sie kann morgens und abends verwendet werden. Kamille wirkt antibakteriell und beruhigt. Gesichtsdampfbäder mit Kamille können ergänzend helfen.

Antipickelcreme

Zutaten:

30 g Zinkpaste

2 Tropfen ätherisches Teebaumöl

1 EL Heilerde

Zubereitung:

Zinksalbe in ein hitzefestes Glas geben und im Wasserbad auf etwa 60 °C erwärmen. Das Glas herausnehmen und die Heilerde einrühren, bis sich alles zu einer Masse verbunden hat. Die Creme auf Handwärme abkühlen lassen und das ätherische Teebaumöl hinzufügen. Die fertige Creme in einen Tiegel abfüllen und kühl aufbewahren.

Anwendung:

Mit dieser Creme können Pickel und Unreinheiten gezielt behandelt werden. Dazu die Creme auf die entsprechenden Stellen auftragen und einwirken lassen. Wenn die Creme verkrustet ist, geht sie von selber ab und Pickel und Unreinheiten gehören schnell der Vergangenheit an, denn die Creme kombiniert die besten Mittel, die es gegen Hautun-

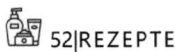

reinheiten gibt.

Creme für empfindliche Haut
Zutaten:

30 ml Nachtkerzenöl

10 g Tegomuls

4 g Bienenwachs

100 ml destilliertes Wasser

6 g Sheabutter

30 Tropfen ätherisches Bergamotte-Öl

20 Tropfen Grapefruitkernextrakt

Zubereitung:
Ein heißes Wasserbad in einem Topf vorbereiten und zwei hitzebeständige Gläser bereitstellen. Das destillierte Wasser in das eine und das Nachtkerzenöl, Tegomuls und Bienenwachs in das andere Glas füllen. Beide Gläser so lange in dem Wasserbad lassen, bis die Fette zu einer Flüssigkeit geworden sind. Nun die Sheabutter dazugeben. Ist sie auch geschmolzen, dann können beide Gläser aus dem Wasserbad genommen werden und das Wasser zu den Fetten gerührt werden. Nun ein kaltes Wasserbad vorbereiten und das Glas hineinstellen und so lange weiterrühren, bis die Creme eine Temperatur

von 30 °C erreicht hat. Jetzt können das konservierende Grapefruitkernextrakt und das ätherische Bergamotte-Öl untergerührt werden. Nun die Creme in ein Döschen oder einen Tiegel füllen und im Kühlschrank aufbewahren.

Anwendung und Wirkung:
Diese Creme morgens nach dem Reinigen der Haut auftragen. Sie ist gut für empfindliche Haut geeignet und wirkt beruhigend und schützend. Dafür sorgen die Zutaten Nachtkerzenöl und Bergamotte.

Antifaltennachtcreme mit Arganöl
Zutaten:

30 ml Arganöl

4 g Bienenwachs

15 g Lanolin anhydrid

30 ml Rosenwasser

5 Tropfen ätherisches Palmarosa-Öl

5 Tropfen ätherisches Myrrhe-Öl

10 Tropfen Biokons plus

Zubereitung:
In einer Schüssel ein heißes Wasserbad vorbereiten. Arganöl in ein hitzebeständiges Gefäß geben

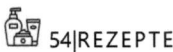

und Bienenwachs und Lanolin hineingeben. In ein anderes hitzebeständiges Gefäß das Rosenwasser geben und beide Gefäße in das Wasserbad stellen. Nun beide Gefäße aus dem Wasserbad nehmen und das Rosenwasser in das Gefäß mit den Fetten rühren. Nun dieses Gefäß in ein kaltes Wasserbad stellen und weiterrühren. Das geht auch gut mit einem Milchaufschäumer. Wenn die Masse nur noch handwarm ist, das Palmarosa-Öl und das Myrrhe-Öl hineintropfen und alles verrühren.

Die fertige Creme in ein geeignetes Gefäß abfüllen und an einem kühlen Ort aufbewahren.

Anwendung und Wirkung:

Diese Creme ist als Nachtcreme für Gesicht, Hals und Dekolleté gleichermaßen gut geeignet.

Lavendel-Creme
Zutaten:

30 ml Mandelöl

4 g Sheabutter

6 g Emulsan

60 ml Lavendelwasser

40 Tropfen Paraben K

30 Tropfen ätherisches Lavendelöl

Zubereitung:

Ein Wasserbad mit heißem Wasser in einer Schüssel vorbereiten. Ein hitzefestes Glas mit dem Lavendelwasser, ein anderes zunächst mit dem Mandelöl und dem Emulgator Emulsan füllen, wenn beides verschmolzen ist, die Sheabutter hinzugeben. Wenn alle Fette geschmolzen sind, kann das Lavendelwasser hineingerührt werden. Nun muss die Mischung in einem kalten Wasserbad weitergerührt und gleichzeitig auf Handwärme abgekühlt werden. Nun können die Parabene und das ätherische Lavendelöl hinzugegeben werden. Auch sie werden eingerührt, bis die Creme erkaltet ist.

Sie kann nun abgefüllt werden und sollte im Kühlschrank aufbewahrt werden.

Anwendung und Wirkung:

Die Lavendel-Creme ist vor allem für fettige Haut und Mischhaut gut geeignet und hilft auch gegen Entzündungen der Haut. Sie kann morgens und abends nach der Reinigung verwendet werden.

Feuchtigkeitscreme mit Mandelöl
Zutaten:

40 ml Mandelöl

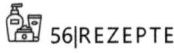

6 g Emulsan

5 g Kakaobutter

60 ml Rosenwasser

2 g Bienenwachs

6 Tropfen Wildrosenöl

15 Tropfen Biokons plus

Zubereitung:

Zwei hitzebeständige Gläser bereitstellen. Das Rosenwasser in das eine, Kakaobutter, Mandelöl, Emulsan, Bienenwachs und Kakaobutter in das andere Glas geben. Beide Gläser in ein heißes Wasserbad stellen, welches Sie vorher in einer Schüssel vorbereitet haben. Wenn die Öle sich vermischt haben, Gläser aus dem Wasserbad nehmen. Nun muss das Rosenwasser in das Glas mit den Fetten gerührt werden. Eine Schüssel mit kaltem Wasser vorbereiten und darin die bereitete Mischung auf eine handwarme Temperatur abkühlen lassen. Dann tropfenweise das Wildrosenöl und die Biokons plus hineinrühren. Im Verlauf der weiteren Abkühlung wird die Creme noch fester. Sie sollte im Kühlschrank aufbewahrt werden.

Anwendung:

Diese Feuchtigkeitscreme ist sowohl als Tages- als auch als Nachtcreme geeignet.

Kokosölcreme gegen Falten

Zutaten:

50 g Kokosöl

20 Tropfen Biokons plus

80 ml destilliertes Wasser

8 g Emulsan

Zubereitung:

Eine Schüssel mit heißem Wasser füllen. Das Kokosöl und den Emulsan in das eine hitzefeste Glas geben, das destillierte Wasser in ein zweites hitzefestes Glas geben. Wenn der Emulgator Emulsan und das Kokosöl geschmolzen sind und sich miteinander vermischt haben, dann muss das Wasser aus dem zweiten Glas in das Glas mit dem Kokosöl-Emulsan-Gemisch eingerührt werden. Danach dieses Glas in ein kaltes Wasserbad stellen und weiterrühren, bis die Creme auf Handwärme abgekühlt ist. Nun tropfenweise die Biokons plus unterrühren und fertig ist diese Antifaltencreme.

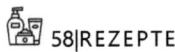

Anwendung und Wirkung:

Die Creme kann morgens oder auch abends nach der Reinigung aufgetragen werden. Sie gibt der Haut eine Extraportion Feuchtigkeit und macht sie geschmeidig.

Rosencreme und Rosenblütenwasser
Rosenblütenwasser

Zutaten:

5 EL Rosenblüten

1 Liter Wasser

Zubereitung:

Die Rosenblüten in das destillierte Wasser geben und den Aufguss etwa 10 Minuten ziehen lassen. Dann durch ein Sieb gießen. Fertig.

Pflanzen-Ölauszug

Zutaten:

1 Liter Öl

100 Pflanzenteile

Zubereitung:

Pflanzenteile so in ein Schraubdeckelglas füllen, dass es maximal ¾ befüllt ist. Pflanzenöl dazu gießen. Das Glas verschließen und in ein Wasserbad stellen, das 80 °C warm ist. In diesem Wasserbad eine ½ Stunde ziehen lassen. Abkühlen lassen und durch ein feines Sieb gießen.

Zutaten:

10 g Bienenwachs

30 g Lanolin anhydrid

80 ml Weizenkeimöl

80 ml Rosenblütenwasser

2 Tropfen ätherisches Rosenöl

Zubereitung:
Bienenwachs und Lanolin in ein hitzebeständiges Gefäß geben und in einer Schüssel mit heißem Wasser schmelzen. Dann das Weizenkeimöl hinzugeben. Wenn die Fette 70 °C warm sind, das Rosenblütenwasser tropfend hinzufügen und unterrühren. Das Gefäß aus dem Wasserbad nehmen und die Creme abkühlen lassen. Die Creme auf unter 30 °C abkühlen lassen und dann das ätherische Rosenöl zufügen. Alles noch einmal umrühren und dann die Creme in ein Döschen füllen.

Schafgarbencreme
Zutaten:

15 g Bienenwachs

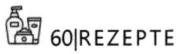

45 g Lanolin anhydrid

125 ml Schafgarbenölauszug in Weizenkeimöl

125 ml konzentrierter Schafgarbentee

5 g Bienenhonig

Zubereitung:

Bienenwachs und Lanolin in einem Gefäß im Wasserbad schmelzen, den Schafgarbenölauszug langsam hinzugeben. Wenn die Masse 70 °C warm ist, den Schafgarbentee tröpfchenweise rührend zugeben. Gefäß aus dem Wasserbad nehmen und auf 40 °C abkühlen lassen. Dann den Bienenhonig hinzugeben, umrühren und die fertige Creme in ein kleines Döschen füllen.

Anwendung und Wirkung:

Die pflegende und hautklärende Creme morgens nach der Reinigung auf Mischhaut oder normale Haut auftragen.

Lindenblüten-Propolis-Creme

Zutaten:

15 g Bienenwachs

125 ml Weizenkeimöl

125 ml konzentrierter Lindenblütentee

45 g Lanolin anhydrid

 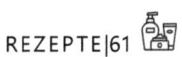

5 g Propolis

Zubereitung:
Bienenwachs und Lanolin in einem hitzebeständigen Gefäß im heißen Wasserbad schmelzen, langsam das Weizenkeimöl zugeben. Sobald die Fette 70 °C erreicht haben, den Lindenblütentee peu a peu zugeben und unterrühren. Gefäß aus dem Wasserbad nehmen und abkühlen lassen. Wenn weniger als 40 °C erreicht sind, das Propolispulver zufügen. Gut durchrühren und in ein geeignetes Gefäß umfüllen.

Anwendung und Wirkung:
Die Creme kann morgens und abends nach der Reinigung aufgetragen werden. Sie hilft gegen fettige Haut, Pickel und Mitesser sowie gegen empfindliche Haut.

AUGEN

Rosenwasser gegen Augenringe
Augenringe werden sichtbar gelindert, wenn Sie einen in Rosenwasser getränkten Wattebausch für 10 bis 15 Minuten auf die geschlossenen Augen

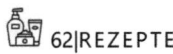

legen.

Augenpflege mit Quark

Jeweils 1 EL Quark auf ein kleines Baumwolltuch geben und auf die Augen legen. 10 Minuten einwirken lassen und dann die Tücher abnehmen und abwaschen.

Die Feuchtigkeit und das Fett im Quark lindern Mimikfältchen. Quark hat eine abschwellende und nachfettende Wirkung.

Augenöl mit Kaffee

Wenn die Augen morgens nach dem Aufwachen noch müde sind, kann selbstgemachtes Augenöl mit Kaffeepulver helfen.

Kaffee ist nicht nur ein beliebter Muntermacher, er wirkt auch entwässernd und regt den Stoffwechsel an. Deshalb hilft er perfekt gegen Augenringe oder Schwellungen am Auge.

Zutaten:
1 EL frisches Kaffeepulver
25 ml Olivenöl

Zubereitung:

Kaffeepulver und Öl in einen Topf geben und bei mittlerer Hitze eine ½ Stunde ziehen lassen.

Den Topf vom Herd nehmen und die Mischung eine weitere ½ Stunde ziehen lassen. Danach die Mischung durch ein Baumwolltuch oder einen Kaffeefilter sieben und in ein Glas oder noch besser in einen kleinen Kugelroller abfüllen.

Natürliche Augencreme
Zutaten:

2 TL Kokosöl

4 Vitamin-E-Kapseln

6 g Sheabutter

Zubereitung:

In einem hitzefesten Gefäß im Wasserbad Kokosöl und Sheabutter erwärmen. Umrühren, bis die Zutaten flüssig sind. Das Öl der Vitamin-E-Kapseln unterrühren. Gefäß aus dem Wasserbad nehmen und die Masse 30 Minuten abkühlen lassen. Sodann die leicht gehärtete Masse cremig rühren. Die Creme in ein geeignetes Gefäß füllen und kühl aufbewahren.

Anwendung:

Abends nach der Reinigung dünn auf die Augenpar-

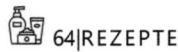

tie auftragen.

Augencreme gegen Falten

Zutaten:

1 TL Aloe-Vera-Gel

2 TL Honig

6 g Bienenwachs

Zubereitung:

Bienenwachs in einem Gefäß im Wasserbad schmelzen. Sobald das Bienenwachs flüssig ist, Honig und Aloe-Vera-Gel hinzugeben und alles verrühren. Fertig. Die Augencreme in kleine Tiegel füllen und kühl aufbewahren.

LIPPENPFLEGE

Kokosöl Lippenpflege

Zutaten:

20 g Kokosöl

20 g Macadamianussöl

10 g Bienenwachs

10 g Sheabutter

Zubereitung:

Kokosöl, Bienenwachs und Sheabutter in einem Gefäß in einem Wasserbad schmelzen. Danach das Macadamianussöl hinzugeben und die Masse mit einem Schneebesen verquirlen. Die Lippenpflege in ein Döschen füllen, weiter kühlen lassen und möglichst im Kühlschrank aufbewahren.

Wirkung:

Die Lippen werden zart und geschmeidig, vor schädigenden Umwelteinflüssen geschützt und durch die Sheabutter am Austrocknen gehindert.

KÖRPERPFLEGE

Zitrone gegen raue Ellbogen

Besonders im Winter kennen viele das Problem: raue Ellbogen. Manchmal schmerzt die raue Haut sogar. Hilfreich ist diese Ellbogen-Kur: Eine Zitrone aufschneiden und je mit einer halben Zitrone die Ellbogen kräftig einreiben. Danach den Zitronensaft antrocknen lassen und nach einer kurzen Einwirkzeit mit nicht zu warmem Wasser abwaschen. Anschließend die Haut noch eincremen.

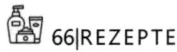

Apfelessig

Apfelessig enthält über 90 wichtige Inhaltsstoffe, darunter Vitamin C, Folsäure, Beta-Karotin, Bioflavonide und organische Säuren. Er hat einen hautneutralen pH-Wert, mit dem er den Säureschutzmantel unterstützt. Er kann – natürlich verdünnt – zur Hautreinigung verwendet werden und fördert dabei die Durchblutung, erfrischt und strafft die Haut.

Kokospeeling

Zutaten:

1 EL Kokosöl

1 EL Meersalz

2 EL Avocadofruchtfleisch

Evtl. Kokosflocken

Zubereitung:

Avocadofruchtfleisch mit einer Gabel zerdrücken und mit dem im Wasserbad verflüssigtem Kokosöl mischen. Das Meersalz hinzufügen. Kokosflocken verstärken die Peelingwirkung. Nach Bedarf hinzufügen.

Anwendung:

Peeling auf die Haut auftragen und einmassieren, einwirken lassen und nach einer Minute mit lauwarmem Wasser abwaschen.

Achtung: Das Peeling eignet sich nicht zur Aufbewahrung.

Aloe-Vera-Peeling
Zutaten:

2 EL Aloe-Vera-Trink-Gel

2 EL Kaffeesatz

1 TL Jojobaöl

1 TL Meersalz

Zubereitung:

Im Mixer das Aloe-Vera-Gel pürieren und dann mit dem Meersalz, dem Kaffeesatz und dem Jojobaöl zu einer einheitlichen Paste vermischen.

Anwendung und Wirkung:

Auf Gesicht, Dekolleté und Hals auftragen, einwirken lassen und dann kreisend einmassieren. Sodann mit lauwarmem Wasser abwaschen und der Teint wirkt frisch und rosig.

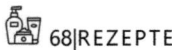

Körperpeeling mit Meersalz

Zutaten:

2 El Quark

1 TL Meersalz

2 EL Milch

Zubereitung:

Die Milch erwärmen und mit dem Meersalz und dem Quark vermischen.

Anwendung:

Das Peeling auf die gereinigte Haut auftragen. 10 Minuten wirken lassen und dann mit lauwarmem Wasser abwaschen. Es strafft die Haut, reinigt und regeneriert.

Fruchtsäure-Peeling

Zutaten:

50 ml Mandelöl

1 TL Zitronensaft

Den Zitronensaft tröpfchenweise zu dem Mandelöl geben und die Zutaten miteinander verrühren.

Anwendung und Wirkung:

Das Peeling auf die gereinigte Haut auftragen. 15 Minuten einwirken lassen und dann abwaschen. Das Peeling macht glatte und weiche Haut.

Kokos-Peeling

Zutaten:

1 EL Zucker

1 EL Kokosöl

Zubereitung:

Kokosöl und Zucker verrühren. Fertig.

Anwendung:

Das Peeling auf die gereinigte Haut auftragen. 15 Minuten einwirken lassen und dann abwaschen. Der Zucker sorgt für einen Peelingeffekt und das Kokosöl pflegt dabei die Haut.

Hautcreme für trockene Haut

Zutaten:

30 ml Mandelöl

6 g Emulsan (Emulgator)

4 g Kakao- oder Sheabutter

60 ml destilliertes Wasser

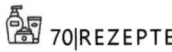

Zubereitung:

In einem hitzebeständigen Glas Kakaobutter in einem Wasserbad schmelzen, Öl und Emulsan dazugeben. Das Glas herausnehmen und auf 40 °C abkühlen lassen. Das destillierte Wasser ebenfalls in dem Wasserbad auf 40 °C erwärmen. Dann das Wasser in das Glas mit den Ölen gießen und die Mischung mit einem Milchaufschäumer so lange mixen, bis sie cremig wird.

In ein geeignetes Gefäß füllen und am besten in den Kühlschrank stellen.

Deo-Creme
Zutaten:

10 g Kokosfett

5 g Kakaobutter

10 g Sheabutter

3 g Natron

3 g Stärke

2 - 3 Tropfen ätherisches Salbeiöl

Zubereitung:

In einem Topf auf dem Herd Kokosfett, Kakaobutter und Sheabutter bei schwacher Hitze zum Schmelzen bringen. Sodann Natron und Stärke hinzufügen und unterrühren. Zum Schluss das ätherische Salbeiöl hinzufügen.

Kokosöl Sonnenschutz
Zutaten:

10 g Kokosöl

3 g Tegomuls

20 ml Jojobaöl

90 ml destilliertes Wasser

5 ml Sanddornfruchtfleischöl

20 Tropfen Karottensamenöl

15 Tropfen Biokons plus

Zubereitung:

Im heißen Wasserbad in einem hitzebeständigen Glas Jojoba- und Kokosöl sowie Tegomuls schmelzen. Ebenfalls in einem hitzebeständigen Glas Wasser im Wasserbad erhitzen. Wenn alles geschmolzen ist, die Gläser aus dem Wasserbad nehmen und das destillierte Wasser in die Öle rühren.

Das Glas mit den Ölen im kalten Wasserbad abkühlen und weiterrühren, bis die Lotion handwarm ist. Nun können Sie das Karottensamenöl, das Sanddornfruchtfleischöl und die Biokons plus einrühren. Jetzt ist die Lotion fertig und kann in ein geeignetes

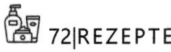

Gefäß eingefüllt werden. Es empfiehlt sich, die Lotion im Kühlschrank aufzubewahren.

Anwendung:

Die Lotion besitzt den natürlichen Sonnenschutzfaktor 4. Vor dem Sonnenbad auftragen.

Kokosöl-Lotion gegen Sonnenbrand

Zutaten:

25 ml Mandelöl

5 g Tegomuls

3 g Kokosöl

3 g Sheabutter

90 ml destilliertes Wasser

10 Tropfen Lavendelöl

15 Tropfen Biokons plus

5 Tropfen Nachtkerzenöl

Zubereitung:

In ein hitzefestes Glas Kokosöl, Mandelöl und Tegomuls füllen. In ein anderes Glas das destillierte Wasser geben. Beide Gläser in eine Schüssel mit heißem Wasser geben. Wenn Kokosöl, Mandelöl und Tegomuls geschmolzen sind, die Sheabutter hinzugeben. Wenn diese auch geschmolzen ist, die Gläser aus dem Wasserbad herausnehmen und das

Wasser langsam in die Öle einrühren. Das Glas nun in ein kaltes Wasserbad stellen und weiterrühren, bis die Lotion auf Handwärme abgekühlt ist. Dann das Lavendelöl, das Nachtkerzenöl und die Biokons plus einrühren. In ein sauberes Gefäß abfüllen und am besten im Kühlschrank aufbewahren.

Anwendung und Wirkung:
Auf den Sonnenbrand auftragen. Die Lotion wirkt entzündungshemmend und spendet viel Feuchtigkeit.

Körpercreme für geschmeidige Haut
Zutaten:
100 ml Traubenkernöl
50 g Kakaobutter
Ätherisches Limettenöl

Zubereitung:
Eine Schüssel mit heißem Wasser füllen, Kakaobutter in ein Gefäß geben und in die Schüssel mit dem heißen Wasser stellen. Wenn die Kakaobutter flüssig ist, kann sie mit dem Traubenkernöl gemischt werden. Nun das Limettenöl hinzugeben. Abkühlen lassen und warten, bis das Gemisch streichfest ist.

Mit einem Mixer cremig rühren und in ein geeignetes Gefäß füllen.

Kokosöl Deo
Zutaten:

30 g Kokosöl

10 g Sheabutter

5 g Natron

10 Tropfen Salbeiöl

Zubereitung:

In einem Gefäß im heißen Wasserbad das Kokosöl und die Sheabutter schmelzen. Natron und Salbeiöl einrühren. Nun das Gefäß in ein kaltes Wasserbad geben und weiterrühren. Wenn das Deo fest geworden ist, kann es in ein Kosmetikdöschen oder ein anderes geeignetes Behältnis gefüllt werden. Das Deo sollte kühl gelagert werden.

Kokosöl Creme gegen Schuppenflechte
Zutaten:

50 g Kokosöl

20 ml Arganöl

8 g Emulsan

70 ml Aloe-Vera-Gel

5 Tropfen Vitamin D3-Öl

15 Tropfen Biokons plus

Zubereitung:

Arganöl, Kokosöl und Emulsan in ein hitzebeständiges Glas geben. In ein zweites hitzebeständiges Glas das Aloe-Vera-Gel geben. In einer Schüssel ein heißes Wasserbad bereiten und beide Gläser hineinstellen. Wenn die Öle geschmolzen sind, die Gläser aus dem Wasserbad herausnehmen. Unter ständigem Rühren das Aloe-Vera-Gel hinzugeben. Dieses Glas nun in eine Schüssel mit einem kalten Wasserbad stellen. Bis die Creme handwarm ist, weiterrühren. Nun die weiteren Zutaten tropfenweise rührend hinzufügen. Die fertige Creme in ein geeignetes Gefäß füllen und kühl aufbewahren.

Anwendung und Wirkung:

Die betroffenen Stellen großflächig eincremen. Die Kokosöl Creme hilft gegen Schuppenflechte, weil das Kokosöl Feuchtigkeit schenkt und die Haut schützt, die Fettsäuren im Arganöl gegen Juckreiz und Ausschlag helfen, Aloe Vera die Wundheilung anregt und Vitamin D3 das Wachstum der Oberhautzellen normalisiert.

Babypflege mit Kokosöl
Zutaten:

100 g Bio-Kokosöl

25 ml Ringelblumen-Ölauszug

Zubereitung:

In einem heißen Wasserbad das Ringelblumenöl mit dem Kokosfett verflüssigen. Das Glas in ein kaltes Wasserbad stellen, nachdem alles geschmolzen ist, und alles gut verrühren. In ein geeignetes Gefäß füllen und im Kühlschrank aufbewahren.

Anwendung und Wirkung:

Die Creme kann täglich angewendet werden. Da sie entzündungshemmend ist, wirkt sie auch gegen einen wunden Babypopo.

HANDPFLEGE

Pflegende Handcreme
Zutaten:

3 g Lamecreme

1 g Cetylalkohol

6 g Sheabutter

10 g Hanföl

25 g destilliertes Wasser

10 Tropfen D-Panthenol

10 Tropfen Aloe Vera 10-fach

5 Tropfen ätherisches Zitronenöl

1,5 g Alkohol-Creme

Lamecreme, Cetylalkohol, Sheabutter und Hanföl in einem hitzefesten Gefäß ins heiße Wasserbad geben. Alles schmelzen lassen.

Das destillierte Wasser ebenfalls in einem passenden Gefäß ins Wasserbad stellen. Wenn die Fette geschmolzen sind, die Gläser herausnehmen und das Wasser in das Glas mit den Fetten geben und langsam mixen, bis die Masse dicker wird. Dann im kalten Wasserbad abkühlen und wenn die Creme handwarm ist, die weiteren Zutaten einzeln einrühren.

Handcreme gegen trockene Hände

Zutaten:

50 ml Kokosöl

50 ml Olivenöl

50 ml Mandelöl,

4 EL Bienenwachs-Drops

1 EL Sheabutter,

1 EL Honig

Zubereitung:

Die Öle und die Sheabutter in einem Topf auf dem Herd bei schwacher Hitze erwärmen, die Bienen-wachs-Drops hinzufügen und schmelzen lassen. Wenn alles vermischt ist, darauf achten, dass die Masse nicht heißer als 40 °C ist und dann den Honig hinzufügen. Masse abkühlen lassen und in ein Glas füllen. Fertig ist die natürliche Handcreme, die besonders viel Feuchtigkeit spendet und den pH-Wert der Haut normalisiert.

Kastilische Seife:

Die kastilische Seife, auch Alepposeife genannt, ist eine Bioseife aus Olivenöl, Laugenkristallen und Wasser. Ursprünglich stammt sie aus der syrischen Stadt Aleppo und wurde von Kreuzfahrern ins spanische Kastilien gebracht. Da sie sich durch besondere Natürlichkeit auszeichnet, ist diese Seife sehr gut als Grundlage für weitere natürliche Seifen, Dusch- oder Handgels geeignet. Sie kann fertig gekauft, aber auch selbst hergestellt werden. Zu Zweiterem gibt es hier eine Anleitung.

Zutaten:

Für ein Stück Seife

10 g Laugenkristalle

100 ml Olivenöl

30 ml Wasser

Zubereitung:

Nun müssen die Laugenkristalle mit dem Öl vermischt werden. Die Arbeit mit Lauge ist nicht ganz ungefährlich. Deshalb müssen Schutzkleidung und Gummihandschuhe angezogen und der Raum gut belüftet werden. Nun die Laugenkristalle ins Wasser geben (niemals umgekehrt, es könnte zu Explosionen kommen) und warten, bis die sich erhitzende Mischung wieder klar wird und auf 38 °C abkühlt.

Während die Laugenmischung abkühlt, muss

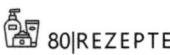

das Olivenöl in einem Kochtopf bei mittlerer Hitze ebenfalls auf 38 °C erhitzt werden. Nun die Lauge in das Öl gießen und beides mit dem Mixer vermischen, bis die Masse eine honigartige Konsistenz hat und zu einer Emulsion geworden ist. Jetzt könnte man noch einen Duft mit einem ätherischen Öl hinzugeben. Dazu etwa einen Tropfen ätherisches Öl zu der Emulsion geben.

Nun kann die Masse in eine Seifenform gegeben werden und sie muss jetzt 48 Stunden stehen, um auszuhärten. Danach wird sie aus der Schale genommen und sollte 14 Tage trocken gelagert werden.

Flüssige Olivenölseife
Zutaten:
100 g kastilische Seife
2 Liter Wasser
Zubereitung:
Das Wasser zum Kochen bringen und die Seife raspeln. Danach die Seife in das Wasser geben und unter ständigem Rühren beides vermischen. Die so entstandene Flüssigkeit in ein Gefäß gießen und warten, bis sie etwas andickt. Nun ist die Seife fertig und kann in einen Seifenspender gefüllt werden. Sie

hält einige Monate und ist auch zum Haarewaschen
geeignet.

FUßPFLEGE

Fußcreme für beanspruchte Füße
Es ist gesund, barfuß zu laufen, aber auch das Gehen ohne Strümpfe in offenen Schuhen schafft ein
sommerliches Feeling und ist zu empfehlen, da die
Füße so gut atmen können und dadurch Fußgeruch
vertrieben wird. Doch schneller als gedacht entsteht hier eine Blase, da eine Druckstelle entstehen
kann und zu allem Überfluss kann die dünne Haut
auf den Füßen schnell Sonnenbrand bekommen.

Für eine Creme, die hier Wunder wirkt, mischen Sie gelbe Kamillenblüten, die orangenen Blüten der Ringelblume und die lila Lavendelblüten.
Alle drei sind im Sommer in der heimischen Natur
zu finden, aber es gibt sie auch in der getrockneten
Form zu kaufen.

Benötigt werden:
2 g getrocknete Kamillenblüten
1 g getrocknete Lavendelblüten

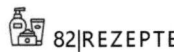

1 g getrocknete Ringelblumenblüten

40 g Kakaobutter

20 g Bienenwachs

30 g Kokosöl

40 g Olivenöl

Zubereitung:

Zunächst muss jetzt ein Ölauszug aus den Blüten hergestellt werden. Dazu werden die Lavendelblüten und die Kamillen- und Ringelblumenblüten in das erwärmte Kokosöl gegeben und in Gläsern im Wasserbad 15 Minuten erhitzt. Danach die Mischungen noch 15 Minuten weiter ziehen lassen.

Durch ein Sieb werden die beiden so gewonnenen Öle gemeinsam mit dem Bienenwachs und der Kakaobutter in einen Topf gegeben. Falls Bienenwachs und Kakaobutter nicht automatisch schmelzen, muss der Topf ein wenig auf dem Herd erhitzt werden. Anschließend die Fußcreme nur erkalten lassen und die entzündungshemmende und wundheilende Fußpflege für gestresste Sommerfüße ist fertig. Natürlich tut sie auch im Winter ebenso gute Dienste.

Fußbad gegen schwitzige Füße

Zutaten:

250 ml Apfelessig

2 Liter warmes Wasser

Zubereitung:

Wasser und Apfelessig vermischen.

Anwendung und Wirkung:

Füße 2 - 3 Mal die Woche 10 Minuten baden. Das Fußbad mit Apfelessig reduziert die Schweißproduktion.

Apfelessig gegen Fußpilz und Hornhaut

Anwendung:

Die betroffenen Stellen mit unverdünntem Apfelessig betupfen. Auch die Socken, die aus Naturfasern bestehen sollten, können vor der Wäsche mit einer 20%igen Essig-Mischung entkeimt werden. In dieser Mischung sollen die Socken mindestens 30 Minuten, vor der Wäsche in der Waschmaschine, kurz eingeweicht werden.

Fuß- und handwärmende Salbe

Zutaten:

½ Apfel

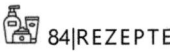

1 EL geraspelter Ingwer

1 TL Zimt

100 ml Öl

10 g Bienenwachs

Zubereitung:

In einem Topf das Öl erhitzen, den Apfel raspeln und in den Topf geben. Den Zimt und den Ingwer hinzufügen. Alles bei kleiner Hitze eine ½ Stunde ziehen lassen. Nun das Öl durch ein Sieb geben und in einen zweiten Topf füllen. Das Bienenwachs hinzufügen und gegebenenfalls das Öl nochmal erwärmen, bis das Bienenwachs schmilzt.

Anwendung und Wirkung:

Die Salbe anwenden, wenn das Problem auftritt. Zimt und Ingwer wirken außerdem desinfizierend.

ZAHNPASTA

Zahnpasta mit Kokosöl

Kokosöl sorgt für eine gesunde Mundflora und wirkt gegen Karies. Durch die enthaltene Laurinsäure werden Entzündungen im Mundinnenraum bekämpft. Das war das Ergebnis einer wissenschaftlichen Studie im Jahr 2012.

Zutaten:

3 EL Kokosöl

2 EL Natron (alternativ: Backpulver)

5 bis 10 Tropfen reines ätherisches Minzöl

Zubereitung:

Das feste Kokosöl in eine kleine Schüssel geben und in einem heißen Wasserbad verflüssigen. Dann die Schüssel aus dem Wasserbad nehmen, Natron hinzugeben und alles gut verrühren, bis die Masse wieder fest wird. Das Minzöl für Frische und guten Geschmack in die noch geschmeidige Zahnpasta geben. Die fertige Zahnpasta im Kühlschrank aufbewahren. Sie ist nur wenige Tage haltbar.

Spezialprobleme

Altersflecken entfernen

Naturkosmetik kann auch gegen Altersflecke helfen, allerdings müssen Sie bei der Behandlung viel Geduld und Zeit mitbringen. Drei Monate müssen die Mittel mindestens angewendet werden.

Aloe Vera

Hilfreich ist zum Beispiel Aloe-Vera-Gel. Es wirkt etwas sanfter als der frische Aloe-Vera-Saft und ist deshalb auch für empfindliche Haut geeignet.

Anwendung:

Das Aloe-Vera-Gel großzügig auf die betroffenen Stellen auftragen. Das Gel eintrocknen lassen. Es entsteht ein leicht klebriger Film. Das Gel kann auf der Haut verbleiben oder nach 30 Minuten abgewaschen werden.

Apfelessig gegen Altersflecke
Zutaten:

5 EL Apfelessig

3 EL Wasser oder Olivenöl

Zubereitung:
Den Apfelessig mit dem Olivenöl oder dem Wasser mischen.

Anwendung und Wirkung:
Die Haut mit dem Gemisch abreiben, 20 Minuten einwirken lassen und danach abwaschen. Nach den ersten 3 Wochen soll schon eine Verbesserung zu sehen sein. Die im Apfelessig enthaltenen Alpha-Hydroxy-Säuren wirken wie ein Peeling.

Joghurt oder Buttermilch
Anwendung und Wirkung:
Die Altersflecke direkt mit der Buttermilch oder dem Joghurt bepinseln oder betupfen. Trocknen lassen und nach 20 Minuten abwaschen. Buttermilch und Joghurt enthalten natürliche Milchsäuren. Diese entfernen abgestorbene Hautzellen und reizen die Haut dabei nicht. Sie wirken noch besser, wenn sie über Nacht einwirken.

Gurkenmasken gegen Altersflecke

Anwendung:

Eine frische Gurke in Scheiben schneiden. Das Gesicht für circa 15 bis 20 Minuten mit den Gurken bedecken. Erfrischt auch wunderbar.

Kichererbsen gegen Altersflecke

Am besten verwenden Sie schon gekochte Kichererbsen aus dem Glas oder der Dose. In eine Schüssel geben und mit dem Mixer pürieren. Danach mit Wasser mischen und auf die Flecken tupfen. Nach dem Trocknen mit warmem Wasser abwaschen.

Ringelblumenblüten gegen Altersflecke

Zutaten:

Eine Handvoll Ringelblumenblüten

1 Liter Branntwein

Zubereitung:

Die Ringelblumenblüten mit dem Branntwein vermischen und das Ganze rund 2 Wochen ziehen lassen.

Anwendung:

Die Altersflecke regelmäßig mit dem Sud betupfen und nach 20 Minuten abwaschen.

Im Sommer kann man die Altersflecke auch direkt mit dem Ringelblumenstängel mehrmals täglich betupfen.

Auch mit Rizinusöl, Zitronensaft (ein natürliches Bleichmittel) oder roten Zwiebeln können Altersflecken bekämpft werden.

Apfelessig gegen Warzen
Zutaten:

4 EL Apfelessig

1 EL Salz

Zubereitung:

Salz und Apfelessig in einem Gefäß vermischen.

Anwendung:

Die Warze mehrmals täglich mit der Mischung betupfen. Nach ein paar Wochen wird sie verschwunden sein.

Haltbarkeit

WIE LANGE IST SELBSTGEMACHTE NATURKOSMETIK HALTBAR?

Ein festes Verfallsdatum gibt es bei Naturkosmetik, anders als bei gekauften Kosmetikprodukten, nicht. Denn die Haltbarkeit hängt von der Kombination der Inhaltsstoffe ab und davon, wie hygienisch Sie bei der Herstellung arbeiten.

Dennoch sollen hier einige ungefähre Anhaltspunkte gegeben werden.

Kosmetik und Creme auf Wasserbasis können Sie maximal 2 Wochen im Kühlschrank aufbewahren. Werden Kosmetik oder Creme im Gefrierfach aufbewahrt oder mit Konservierungsstoffen versehen, können es mehrere Monate sein.

Massageöle und Peelings sind durch die Zugabe von Öl länger haltbar. Diese Produkte lassen sich – richtig gelagert – mindestens ein halbes Jahr verwenden.

Natürlich hängt die Haltbarkeit auch davon ab, wie frisch die einzelnen Zutaten zu der Naturkosmetik waren. Ist hier etwa das Verfallsdatum schon fast erreicht, dann verkürzt sich dementsprechend die Haltbarkeit des fertigen Produkts.

Innerhalb einer Woche sollten Körperöle und Kosmetik mit frischen Zutaten, wie zum Beispiel frischen Kräutern, aufgebraucht werden.

Shampoos, Haarspülungen und Haarkuren halten sich bei Zimmertemperatur nur einige Tage. Das liegt daran, dass die Konservierung insbesondere von Haarpflegeprodukten mit Kräuterextrakten schwierig ist. Etwas länger halten die Spülungen und Haarshampoos im Kühlschrank.

Ohne Konservierungsstoffe ist es bei Duschgel und selbstgemachten Badezusätzen ähnlich. Denn bei Zimmertemperatur reagieren nach einigen Tagen die Inhaltsstoffe miteinander. Diese Produkte sollten deshalb im Kühlschrank gelagert werden. Durch die Zugabe von etwas Vitamin E sind sie mehrere Wochen haltbar.

Bis zu 3 Jahre hält sich selbstgemachte Natur-seife, auch wenn getrocknete Kräuter hinzugefügt wurden. Innerhalb weniger Tage ist die Seife jedoch aufzubrauchen, wenn frische Zutaten verwendet wurden.

WO KÖNNEN SIE DIE ZUTATEN BEKOMMEN, DIE BENÖTIGT WERDEN?

Viele der benötigten Zutaten für die Herstellung von Naturkosmetik gibt es inzwischen in den ganz nor-malen Supermärkten oder den bekannten Droge-rieketten. Spezialprodukte gibt es in den entspre-chenden Fachgeschäften. Die Kontaktdaten lassen sich über das Internet ermitteln. Und schließlich gibt es viele Zutaten ganz kostenlos in der frischen Natur (zum Beispiel Kamillenblüten) oder sie kön-nen zu Hause angepflanzt werden (zum Beispiel Aloe Vera).

Herstellung und Verlag:

BoD – Books on Demand, Norderstedt

ISBN: 9783751954860

© Melanie Bluhm 2020

1. Auflage

Kontakt: Psiana eCom UG/ Berumer Str. 44/ 26844 Jemgum

Covergestaltung: Fenna Larsson

Coverfoto: depositphotos.com

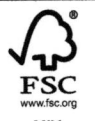